HYGIÈNE DE LA PREMIÈRE ENFANCE

LA

NURSERY MUNICIPALE

DE GRENOBLE

DESCRIPTION, FONCTIONNEMENT ET STATISTIQUE

PAR LE

Dr Ernest GALLOIS

Professeur adjoint au cours départemental d'accouchements,
Professeur suppléant à l'École de Médecine.

GRENOBLE

IMPRIMERIE ET LITHOGRAPHIE F. ALLIER PÈRE ET FILS,
Grande-Rue, 8, cour de Chaulnes, 8.

1888

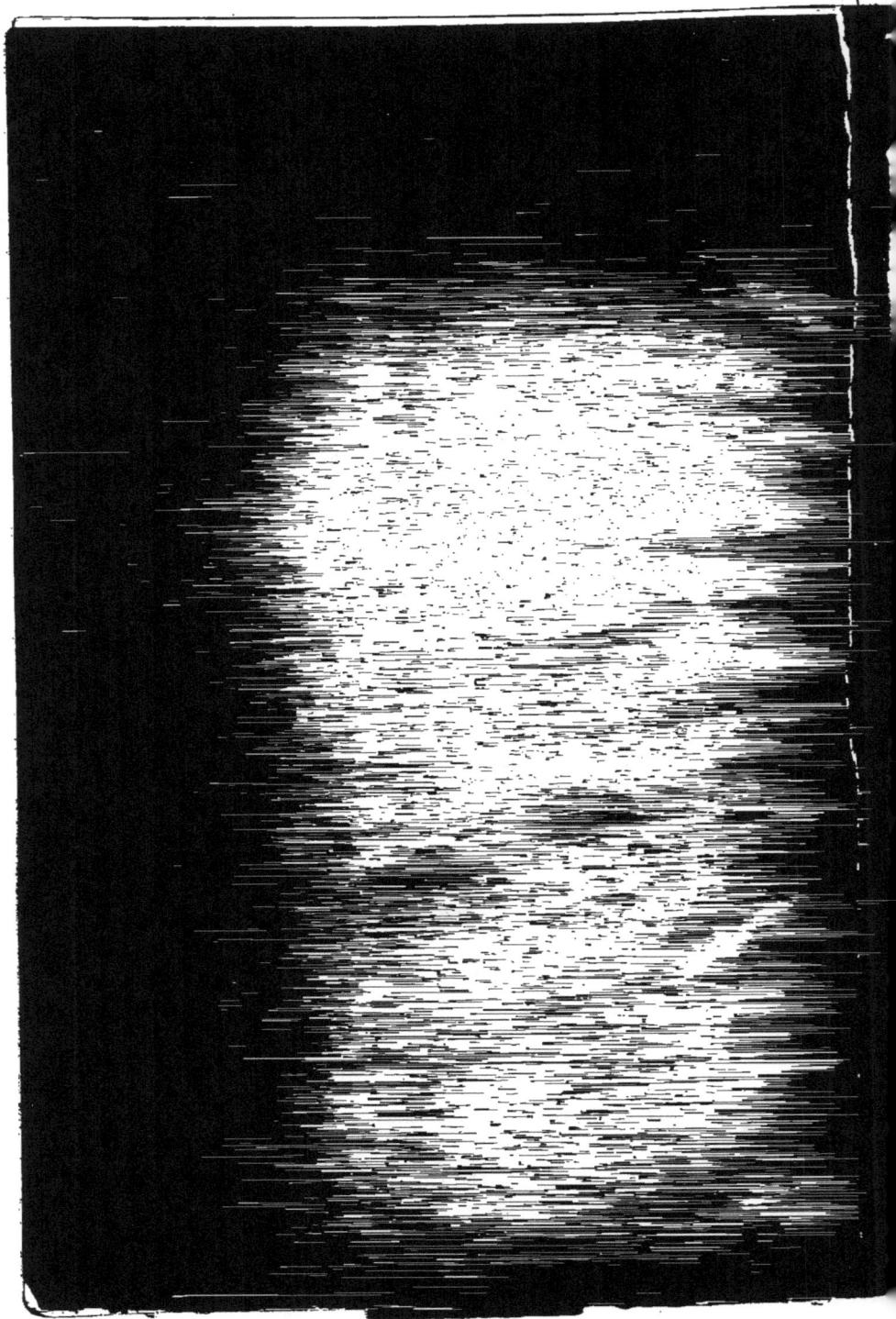

HYGIÈNE DE LA PREMIÈRE ENFANCE

LA

NURSERY MUNICIPALE DE GRENOBLE

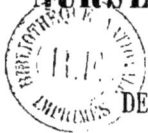

DESCRIPTION, FONCTIONNEMENT ET STATISTIQUE

1° Description.

La Nursery municipale de Grenoble fonctionne depuis le 17 décembre 1883. C'est le seul établissement de ce genre qui existe dans la région. Avant de signaler les résultats acquis, je la décrirai rapidement, insistant surtout sur les modifications qui y ont été apportées depuis sa création et sur les différences nombreuses que présente cette installation avec celle des établissements analogues.

Située au cours Berriat, c'est-à-dire dans l'un des quartiers de Grenoble où la population ouvrière est assez nombreuse, la Nursery occupe une superficie totale de 1,253 mètres carrés. Les bâtiments comptent, dans ce chiffre, pour 303 mètres. Le reste est représenté par deux jardins et un préau couvert.

Local. — La Nursery comprend deux corps de bâtiment principaux et des annexes. L'un des deux corps de bâtiment est approximativement orienté de l'est à l'ouest ; il se compose d'un rez-de-chaussée surélevé et d'un premier étage. Le deuxième corps de bâtiment, perpendiculaire au premier, n'a qu'un rez-de-chaussée, mais la hauteur du plafond est très grande.

Les annexes sont : 1° une grande salle de jeux ; 2° la buanderie ; 3° deux hangars couverts, l'un à l'est, l'autre à l'ouest. La salle de jeux et l'un des hangars couverts sont de construction récente.

Les pièces qui composent le premier corps de bâtiment sont : 1° une salle de réception ; les mères y apportent leurs enfants, et celles qui sont nourrices y donnent à téter. Le mobilier se compose seulement d'une table pour les registres et de bancs pour les nour-

rices. Cette pièce servait primitivement encore à déposer les vêtements qui appartenaient aux enfants ; l'un des deux hangars couverts a été construit depuis avec cette destination spéciale.

De la salle de réception, un corridor bien chauffé en hiver conduit,
d'un côté, à la cuisine, au lavabo, aux cabinets d'aisances, de l'autre, dans le deuxième corps de bâtiment :

2o La cuisine, quoique petite, est suffisante. Elle est bien éclairée,
bien aérée, et comporte, pour le chauffage de l'eau, une disposition
spéciale que je vais décrire à propos du lavabo ;

3o Le lavabo est une petite pièce largement aérée par une grande
fenêtre donnant sur une allée latérale du jardin. Il est chauffé par
une bouche de chaleur dont le fonctionnement est parfaitement
assuré, par ce fait que le fourneau de la cuisine est exactement
appliqué contre la cloison qui sépare ces deux pièces. Une table
fixe sert pour habiller et déshabiller les enfants. Une grande cuvette
en pierre, munie de deux robinets, sert pour les lavages. Afin
d'obtenir une eau toujours utilisable et en toute saison pour le
lavage, la disposition suivante a été adoptée :

Les produits de combustion du fourneau traversent immédiatement, à leur sortie du foyer, une grande cuve fermée, située à une
hauteur d'environ deux mètres et munie d'un robinet d'arrivée à
flotteur pour le remplissage automatique. Sans que l'eau chaude
ait à parcourir un trajet de plus d'un mètre, elle va se déverser
par deux canaux au-dessus de la cuvette de lavabo. Ces mêmes
conduites d'eau peuvent, à volonté et par une simple manœuvre de
deux robinets, donner soit de l'eau chaude, soit de l'eau froide,
soit un mélange des deux. Je n'ai observé nulle part cette disposition essentiellement pratique et qui rend, surtout en hiver, les plus
grands services. Notre lavabo est l'une des modifications les plus
heureuses apportées à l'installation ordinaire des crèches, puisque
le lavage des enfants s'y fait à l'eau courante, froide, tiède ou chaude
à volonté ;

4o Le cabinet d'aisances pour les enfants ne peut servir qu'aux
plus grands. Les trous sont placés au-dessus d'un plan incliné en
ciment, et il suffit d'ouvrir un robinet pour qu'un fort courant d'eau
vienne balayer ce plan incliné. Cette pièce est peu utilisée, vu
l'âge peu avancé de la plupart des enfants, mais comme elle est
aussi propre que les autres, il a été possible d'y installer, sur une
table fixe, la balance destinée au pesage des enfants.

Le cabinet d'aisances pour le personnel est à côté du précédent et
ne présente rien de particulier.

Le premier étage de ce premier corps de bâtiment comprend trois pièces. Deux sont occupées par la Directrice et sa famille ; la troisième, munie de grands placards, est la lingerie. C'est la pièce la plus chauffée par le calorifère, aussi l'utilise-t-on souvent en hiver pour le séchage rapide des drapeaux.

Le deuxième corps de bâtiment n'est séparé du premier que par une cloison qui est vitrée au premier étage, de manière à ce que la Directrice puisse, même de chez elle, voir ce qui se passe dans les salles de jeux ou le dortoir. Ce corps de bâtiment comprend une petite salle de jeux et le dortoir. Comme disposition spéciale, la petite salle de jeux est traversée par un couloir conduisant au dortoir par deux portes. Le couloir est constitué par deux barrières basses bien rembourrées. Les enfants peuvent ainsi être isolés et ne risquent pas de se rencontrer à tout instant dans les jambes des personnes qui vont d'une pièce à l'autre. Une grande table demi-circulaire occupe l'espace compris entre les deux portes allant au dortoir ; c'est surtout sur cette table qu'on habille ou déshabille les enfants.

Le dortoir est une grande pièce à plafond très élevé. Trente-quatre berceaux y sont placés sur quatre rangs. A l'extrémité nord est une cheminée ; mais, à part un thermomètre, il n'y a rien de plus dans cette pièce. Le dortoir est aéré par dix-sept fenêtres. Le parquet est en bois dur ciré.

Sur le côté ouest de la petite salle de jeux et du dortoir, il a été construit, à titre d'annexe, une grande salle de jeux absolument dépourvue de meubles. Cette pièce communique directement, et sans aucun mode de fermeture, avec la petite salle de jeux. L'aération y est obtenue non seulement par des cheminées de ventilation, mais aussi par cinq fenêtres et une porte qui s'ouvrent sur le jardin.

Tout à fait au nord est la buanderie, qui communique par deux portes avec le jardin et avec la grande salle de jeux ; une sorte de guichet la fait, en outre, communiquer directement avec le dortoir. C'est par là qu'on fait passer les drapeaux souillés, sans avoir à leur faire traverser aucune pièce.

Des deux hangars, l'un, situé à côté de la buanderie, est destiné à déposer pendant la journée, à l'abri de la pluie, mais en plein air, les vêtements que les enfants apportent avec eux ; l'autre, plus vaste et largement ouvert du côté est, sert à faire jouer les enfants dehors, quand le temps ne permet pas de les mettre dans la prairie. Le dallage est en ciment, et une simple barrière, munie d'une petite porte, fait communiquer le hangar de plein-pied avec le jardin du côté est.

Le jardin du côté ouest est également précédé d'un dallage en ciment et d'une barrière. Ce luxe de lieux de récréation peut paraître superflu, mais il est des plus utiles parce qu'il y a lieu de rechercher pour les enfants tantôt l'ombre, tantôt le soleil, et il est possible de les maintenir toujours dehors, même pendant ou après la pluie.

Les deux jardins ne sont que deux prairies, toutes deux complantées de marronniers, l'une un peu en pente, l'autre plane. Dans l'un des jardins est une fontaine et un petit bosquet destiné à abriter discrètement quelques vases.

Pour terminer ce qui a trait au local, je signalerai que sur le plancher de la salle de jeux, nous avions, au début, disposé un revêtement en linoleum. Il a fallu le supprimer en raison de la difficulté extrême qu'il y avait à le maintenir propre. (Par propre, j'entends surtout dire aseptique.)

Mobilier. — Le mobilier est des plus simplifiés. Il comprend, outre la literie, les quelques tables destinées à la manipulation des enfants : habillage ou déshabillage, une balance, une vingtaine de petites chaises percées, un coucou pour donner l'heure. Dans la salle de jeux sont, en outre, quelques jouets, une petite balançoire, des chevaux de bois, etc.

Les berceaux sont en fer, d'un modèle très répandu, mais que je serais assez disposé à modifier. Le matelas est en varech ; il est recouvert d'une toile caoutchoutée, de deux draps et d'une couverture. En hiver, on ajoute un lange de molleton.

Les rideaux sont trop épais. Je ne conçois guère, en effet, leur utilité que pour préserver les enfants du contact des mouches, et si l'installation de la literie était à refaire, je demanderais l'achat de berceaux carrés, disposés de manière à pouvoir être entourés chacun complètement d'un léger rideau de mousseline.

La balance destinée au pesage des enfants a été construite spécialement à cet effet. L'un des plateaux, qui est large et rectangulaire, supporte une corbeille capitonnée, dont les dimensions sont les suivantes : Longueur, 0^m50 ; largeur, 0^m40 ; hauteur, 0^m25.

Cette corbeille est assez grande pour qu'un enfant de trois ans puisse y entrer ; elle est trop petite et trop profonde pour qu'il puisse y faire de grands mouvements.

L'ensemble de ce système de pesage est bien plus pratique et surtout plus précis que les instruments dits pèse-bébés que l'on trouve dans le commerce.

Les petites chaises percées sont indispensables au moment des repas ; mais j'ai toujours insisté pour qu'elles soient utilisées seulement à ce moment, l'enfant ne devant, en aucun cas, conserver au delà de l'indispensable l'attitude assise.

On pourra remarquer, dans cette énumération du mobilier, l'absence totale et voulue de la pouponnière Delbruck. Ce n'est point une raison d'économie qui nous a fait nous en passer ; mais je suis absolument hostile à l'emploi de tout moyen destiné à faire marcher l'enfant trop tôt sur ses deux jambes, alors qu'elles sont insuffisantes pour le soutenir. La vraie attitude de l'enfant, de huit à quinze mois, c'est la marche à quatre pattes. Quand il se sent assez fort, il sait très bien se mettre de lui-même sur deux, et c'est toujours pour les parents une surprise agréable que de voir, un beau matin, marcher hardiment et sans tomber un enfant qu'on a jusqu'alors laissé par terre sans essayer de le soutenir. Le même motif, qui me fait déconseiller la station assise, me fait donc rejeter aussi l'emploi des lisières, des charriots, des pouponnières.

Les précautions que nous prenons pour avoir toujours, soit au dehors, soit au dedans, un sol propre, suffisent à nous éviter toute crainte d'accidents graves.

L'excessive simplification du mobilier est d'ailleurs l'un des meilleurs moyens d'éviter les chutes. Depuis que la Nursery existe, je n'y ai observé qu'un seul accident : c'était chez une petite fille tombée en avant avec une cuillère dans la bouche. La voûte palatine de cette enfant a été momentanément perforée, mais la guérison a été extrêmement rapide.

Chauffage. — Le chauffage de la Nursery est fait théoriquement par un calorifère système Perret, pratiquement par le fourneau de la cuisine, un poêle en fonte placé entre les deux salles de jeux et une cheminée au coke dans le dortoir. Il est absolument impossible, avec le calorifère seul, de dépasser de plus de trois ou quatre degrés la température de 0° au milieu de l'hiver et dans le dortoir. En réunissant tous nos moyens de chauffage, nous pouvons atteindre les 16 ou 18° qui me paraissent indispensables si, comme je l'exige ici, on maintient l'aération par l'ouverture des fenêtres fréquente en hiver, constante en été. Un entrepreneur de chauffage a bien dit que nous avions tort d'ouvrir les fenêtres la nuit. Il n'a pas été tenu compte de sa réclamation.

L'éclairage est fourni abondamment par l'usine à gaz, propriété de la Ville.

2º Fonctionnement.

Personnel. — Le personnel comprend : un médecin inspecteur, une directrice, trois ou quatre gardiennes et une laveuse.
Le recrutement des gardiennes est peu facile.

L'organisation de la Nursery municipale de Grenoble ne comporte actuellement aucun comité de dames patronnesses, bien que cette question ait été souvent posée, et si elle n'a pas été résolue encore d'une manière définitive, c'est que l'une ou l'autre solution présente des inconvénients et des avantages.

Veut-on obtenir la fréquentation d'une crèche par un grand nombre d'enfants ; veut-on un succès comme nombre de journées ; veut-on des donations charitables, il faut des dames patronnesses. Veut-on, au contraire, se borner à faire de la crèche une sorte d'école d'hygiène pour la population ouvrière, il y a peut-être avantage à conserver une certaine unité de direction à peu près incompatible avec l'existence d'un comité.

Il me semble qu'un comité a bien plutôt sa raison d'être dans une crèche livrée à ses propres ressources que dans un établissement municipal régulièrement inscrit au budget de la Ville pour une dépense déterminée.

Il importe, d'ailleurs, de faire remarquer qu'ici, c'est plutôt aux enfants qu'aux parents que nous cherchons à être utiles ; le nombre des ouvrières travaillant en fabrique est, en effet, très limité.

La Nursery municipale de Grenoble est pour l'enfant entièrement gratuite. La gratuité me semble avoir donné ici ses résultats habituels :

Diminution très grande dans le nombre des inscrits, augmentation sensible dans le nombre des journées de présence pour chaque enfant inscrit. Cette question sera reprise plus loin à propos de la statistique.

Règlement. — Le règlement administratif donne lieu à plusieurs observations importantes, soit que par certains articles il diffère de ceux qui ont été adoptés dans d'autres crèches, soit que la pratique ait montré plusieurs modifications à y faire, au moins quant à son interprétation. La Nursery admet tous les enfants de deux à trente mois, légitimes ou non, pourvu qu'ils soient Français et que la mère travaille. Le chiffre de deux mois a été adopté en raison de ce qu'à cet âge seulement, il est possible de considérer comme acceptable l'alimentation supplémentaire au moyen de lait de vache dilué.

Il ne faut pas compter du tout sur la présence d'enfants nourris exclusivement au sein. Ces enfants-là, on ne nous les confie jamais. Quant à l'allaitement plusieurs fois par jour, il est maintenu plutôt théoriquement que pratiquement pour les enfants de deux à six mois. J'ignore si dans les autres crèches les mères viennent réellement donner le sein trois ou quatre fois par jour ; mais, à Grenoble, il ne faut pas compter qu'une nourrice nous confiant son enfant vienne lui donner le sein plus d'une fois vers le milieu de la journée. Il devenait impossible, dans ces conditions, d'accepter des enfants de quinze jours.

L'âge de sortie, trente mois, est également une limite difficile à préciser. Il y a tout avantage, pour un grand nombre d'enfants, à ce qu'ils séjournent à la Crèche quelques mois de plus ; ils y trouvent, surtout au point de vue de la vie au grand air, des conditions d'hygiène qu'ils rencontreraient difficilement ailleurs. De plus, j'ai constaté bien souvent que les enfants un peu grands commencent seuls à savoir s'amuser. Ils sont, pour les plus jeunes, un moyen d'entraînement utile, et, sans la présence de quelques grands, les enfants de deux ans passeraient à peu près tout leur temps dans l'immobilité complète.

D'après le règlement, les enfants doivent être apportés le matin et repris le soir. En pratique, ils sont acceptés à n'importe quelle heure et repris de même.

Les enfants de moins de six mois, que la mère ne vient pas allaiter du tout, sont rigoureusement renvoyés.

Les enfants doivent être bien portants à leur entrée. J'ai toujours fait, à cet égard, une distinction entre les enfants même très chétifs, mais souffrant seulement d'une mauvaise hygiène, et ceux réellement atteints d'une maladie bien définie, presque toujours plus ou moins contagieuse. Ces derniers sont impitoyablement refusés. Avec les autres, il est souvent fait une transaction. On les prend à titre d'essai, on les pèse, puis, au bout de quelques jours, on les garde ou on les renvoie, suivant que le régime de la crèche a paru ou non les améliorer.

L'article du règlement qui concerne les enfants devenus malades pendant leur séjour est d'une interprétation difficile. Je signalerai, à propos de l'état sanitaire, comment l'expérience m'a appris à procéder pour ces cas assez nombreux, et sans qu'il soit possible de s'en tenir à une manière de faire invariable.

Non moins difficile à mettre en pratique est l'article du règlement, qui retirerait sa carte d'admission à tout enfant absent sans motifs connus depuis huit jours.

La plupart des Crèches de France paraissent armées contre cette difficulté d'une prescription réglementaire bien précise et dûment approuvée. Il suffit de consulter les tableaux statistiques pour constater que les absences, et les absences prolongées, doivent être bien fréquentes. Pour l'ensemble des Crèches payantes de Paris, le nombre de journées de présence par enfant inscrit est, en moyenne, de soixante-deux. Il est donc facile de voir que, sur un total d'environ trois cents jours de présence possible, il y a plus de deux cents journées d'absence. Faut-il admettre que, dans toutes ces crèches, les parents ont toujours bien soin de signaler les motifs d'une pareille inexactitude ?

Il faut reconnaître cependant que la latitude laissée aux parents, en ce qui concerne l'assiduité, doit avoir une limite. Ne pouvant compter sur la bonne volonté des parents, voici ce que je viens de proposer : Une petite lettre-circulaire sera, à la fin de chaque mois, portée à domicile, chez les parents les moins assidus, pour les prévenir qu'après un mois d'absence sans motifs connus, leur carte sera retirée. J'espère arriver, par ce moyen, à obtenir plus facilement des nouvelles de nos absents et à faire ainsi plus exactement, chaque année, le relevé des causes de sortie.

Le règlement hygiénique est d'une application plus facile. Il a trait à l'entretien en état de propreté et d'asepsie du local, au nettoyage, à l'habillement, et surtout à l'alimentation des enfants.

Propreté. — A part le dortoir, dont le parquet est ciré, toutes les pièces sont lavées, deux fois par semaine, à grande eau.

Pour les autres jours, on fait un arrosage avec un liquide antiseptique, dont la formule a varié plusieurs fois déjà. Actuellement, nous nous servons surtout de solutions de thymol ou de naphtol à $\frac{1}{1000}$ plus actives que les solutions phéniquées et pas du tout toxiques.

La propreté du local est grandement facilitée par l'emploi de l'eau très pure que possède, avec une abondance exceptionnelle, la ville de Grenoble.

Les enfants sont, dès leur arrivée, déshabillés et lavés à grande eau chaude, tiède ou froide, suivant la saison. Ces lavages ne plaisent que médiocrement aux parents ; mais il n'est fait à cet égard aucune exception.

Une fois lavé, l'enfant est habillé de vêtements propres et uniformes, appartenant à la Nursery. Les vêtements à lui sont suspendus sous un hangar couvert, dépourvu à dessein de tout moyen de fermeture.

Alimentation. — Pour les enfants nourris au sein, la mère est tenue de donner à téter en arrivant. Elle doit le faire encore avant de reprendre son enfant. Les enfants sevrés doivent avoir fait un repas avant de venir.

Les repas pris à la Nursery ne commencent donc qu'à neuf heures et demie. Ces repas sont au nombre de quatre pour les plus petits, de trois pour les plus grands. Le lait en fait la base dans tous les cas, pur ou additionné d'eau pour les plus petits.

Tableau du régime alimentaire des enfants

1re Catégorie · · Enfants nourris exclusivement au sein. La mère vient allaiter quatre ou au moins trois fois dans la journée

2e Catégorie · · Enfants de deux et trois mois incomplètement nourris au sein. La mère ne vient allaiter que deux ou une fois dans la journée. Les repas supplémentaires, pris à 9 h. et demie, midi, 2 h. et demie et 5 heures, consistent en 75 à 100 grammes de lait coupé n° 2.

3e Catégorie · · Enfants de quatre et cinq mois incomplètement nourris au sein. Les repas supplémentaires, pris aux mêmes heures que pour la catégorie précédente, consistent en 100 à 150 grammes de lait coupé n° 1.

4e Catégorie · · Enfants de six mois à un an partiellement sevrés. Les repas supplémentaires, pris aux mêmes heures que ci-dessus, consistent en 125 à 180 grammes de lait pur ; à midi, potage au lait et à la farine d'avoine, 5 à 10 cuillerées, suivant l'âge.

5e Catégorie · · Enfants d'un an à dix-huit mois presque entièrement sevrés ; à 9 h. et demie, lait pur 200 grammes ; à midi, potage au lait avec farine d'avoine, semoule, farine de maïs, etc.; à 4 heures, panade au lait.

6e Catégorie · · Enfants de dix-huit à trente mois entièrement sevrés ; à 9 heures et demie, tartine de beurre salé ou petit pain au lait ; à midi, potage au lait ; à 4 heures, tartine ou petit pain.

Formules de coupage du lait.

Lait coupé nº 1.	Lait de vache pur non écrémé....	1 litre.
	Eau bouillie.................	1 —
Lait coupé nº 2.	Lait de vache pur non écrémé....	1 litre.
	Eau bouillie.................	1 litre 1/2.

Entre six mois et un an, les repas sont constitués par du lait pur, sauf un seul pour lequel il est donné un potage au lait. D'un an à dix-huit mois, les potages sont plus nombreux et préparés soit avec du pain, soit avec de la farine d'avoine ou de maïs, de la semoule, etc.

Entre dix-huit mois et trois ans, ils mangent à l'un de leurs repas une tartine de beurre salé ou un petit pain au lait.

J'ai cru devoir supprimer absolument la viande comme aliment, le vin comme boisson. A cet âge, en effet, les substances trop azotées et l'alcool sont plus nuisibles qu'utiles à l'enfant bien portant. Le lait et l'eau sont toujours donnés bouillis.

Au point de vue de l'attitude et des occupations de l'enfant en dehors des heures de sommeil ou de repos, nous veillons à ce que les plus grands s'amusent, fassent des rondes, courent, jouent au ballon ou à tout autre jeu actif. Quant aux plus jeunes, de quatre à dix mois par exemple, ils sont, le plus souvent possible, mis par terre, au sec ; ils s'y traînent et essayent leurs forces.

Maladies. — A la question d'hygiène se rattache celle des maladies. On observe surtout dans les crèches la tuberculose, la diarrhée verte, l'eczéma impétigineux, la conjonctivite purulente. Exceptionnellement j'ai vu quelques varicelles, une seule épidémie de rougeole et quelques coqueluches.

Pour la tuberculose, quelle qu'en soit la localisation, pour la rougeole, pour la coqueluche, à plus forte raison pour la diphthérie, l'enfant est immédiatement rendu à sa famille. J'ai l'habitude de ne pas me préoccuper de la varicelle. Plusieurs fois par an, tout le personnel est vacciné ou revacciné s'il ne l'a pas été récemment, et je n'ai jamais observé, à la Nursery, un seul cas de variole.

En ce qui concerne la diarrhée verte, l'eczéma impétigineux et la conjonctivite purulente, je reconnais que l'expulsion immédiate de l'enfant malade serait le plus sûr moyen d'éviter toute contagion. Malheureusement ces affections, absolument sans danger quand elles sont traitées sérieusement, peuvent avoir les conséquences les plus graves quand le traitement est abandonné à des mères plus ou moins ignorantes ou mal conseillées. Voici donc comment je procède : En présence d'un cas au début, je fais le traitement à la Nursery même, traitement toujours suivi de succès quand les parents, effrayés, ne retirent pas leurs enfants de suite. C'est malheureusement ce qui se produit pour les conjonctivites qui, traitées à la Nursery, guérissent habituellement après une ou deux cautérisations, alors que, traitées en ville, elles ont amené souvent la perte d'un ou de deux yeux.

J'estime que les précautions antiseptiques nombreuses que nous prenons nous mettent à l'abri d'épidémies sérieuses. Toutes les éponges trempent dans une solution bleue de bichlorure de mercure ; les enfants ne sont lavés qu'à l'eau courante ; tous les nettoyages ne se font qu'avec des solutions antiseptiques.

Je dois reconnaître cependant qu'en 1884, j'ai observé dans la Nursery jusqu'à vingt-deux cas de conjonctivite purulente ; c'était, je l'avoue, un surcroît considérable de travail pour tout le personnel ; mais tous ces enfants ont parfaitement guéri en un temps très court, sauf une petite fille qui fut retirée de suite et porte actuellement une vaste opacité de la cornée.

L'eczéma impétigineux, vulgo, râche ou croûtes de lait est le fléau des crèches. Des expériences de microbiologie, longtemps continuées au laboratoire de l'École de médecine de Grenoble, non moins que l'étude clinique de cette affection, m'ont absolument convaincu de sa contagiosité. J'avais, il y a quelques années, entrepris de noter quels enfants étaient atteints, à quel âge, dans quelles conditions. Je voulais savoir si les enfants chétifs ou vigoureux, blonds ou bruns, etc., étaient les uns plus que les autres sujets à cette maladie. J'ai renoncé à continuer cette statistique, deux ou trois enfants seulement, sur plusieurs centaines, s'étant montrés rebelles. Les gardiennes elles-mêmes ont été atteintes à plusieurs reprises, mais toujours il a été possible d'enrayer le mal. Une plaque isolée d'eczéma impétigineux est toujours d'un traitement facile, et la difficulté ne commence qu'après une généralisation qui rend tout traitement local impossible.

Je conclus donc que, comme la conjonctivite purulente, l'eczéma impétigineux guérit toujours s'il est traité dès le début et si, comme je l'ai dit plus haut, c'est le fléau des crèches, c'est moins en raison de ses dangers que par la diminution considérable dans le nombre des journées de présence dont il est indirectement cause. A Grenoble, comme d'ailleurs dans un certain nombre de villes de France, la population et une partie de ses conseillers en hygiène croient qu'il est dangereux de « faire passer les croûtes de lait ». Ils ont pour excuse qu'ils n'ont pas observé, ce qui est cependant assez fréquent, la perte totale d'un ou de deux yeux à la suite d'eczéma grave des paupières ; ils ont surtout la routine si soigneusement cultivée et en si bon terrain !

Pour la diarrhée verte qui, d'ailleurs, n'a jamais existé à la Nursery à l'état de véritable épidémie, je m'en tiens à l'acide lactique qui réussit bien. Il est inutile d'insister sur ce fait que tous les linges souillés sont immédiatement plongés, avant le lessivage, dans la solution bleue de bichlorure.

J'ai observé quelques cas de paralysie spinale atrophique que j'ai, pour la plupart, traités à l'hôpital, la Nursery ne pouvant être outillée pour des traitements de ce genre. Je crois cependant que dans l'organisation d'une Crèche très importante, il y aurait lieu de prévoir l'installation d'une infirmerie qui pourrait sans difficulté être mieux comprise et mieux outillée que ne le sont, dans les hôpitaux de province, les salles d'enfants malades.

Au point de vue de la diphthérie, nous avons eu à supporter des conditions bien défavorables, puisque la Nursery s'est trouvée au centre d'une épidémie sérieuse qui a duré plusieurs années et commence seulement à s'atténuer. Aucun enfant n'a été traité à la Crèche pour cette affection, souvent même des enfants seulement suspects ont été renvoyés pendant quelques jours. Depuis la fondation de la Nursery, la diphthérie a causé la mort de huit de nos enfants ; sur ces huit cas, six datent de la même année, presque du même mois.

Mortalité. — La mortalité dans une Crèche est toujours chose difficile à établir. Je crois même qu'il est à peu près impossible d'obtenir sous ce rapport des statistiques sérieuses. Faut-il ne compter dans la mortalité que les enfants ayant fait un séjour régulier et assez long? Faut-il y joindre ceux qui ont passé à la Crèche huit jours, puis sont partis bien portants pour un motif quelconque et sont morts six mois après? Ce qu'il y aurait de mieux à faire serait de ne compter que les enfants morts d'une maladie postérieure à leur admission mais cependant constatée à la Crèche même. Ce n'est malheureusement point ainsi que j'ai procédé jusqu'à présent; aussi mes rapports annuels indiquent-ils jusqu'à présent une mortalité de 5,2; 11 ; 8,2 et 7,8 %.

Mais, je dois le répéter, il s'agit de la mortalité totale des enfants inscrits, même de ceux qui sont morts en décembre alors qu'ils avaient seulement au mois de janvier quelques journées de présence.

Grâce à l'organisation actuellement à peu près complète de la statistique des causes de décès pour la ville de Grenoble, notre statistique particulière sera facilitée pour les années à venir.

Pour terminer ce qui a trait aux maladies, voici l'énumération des produits qui composent notre pharmacie :

Pharmacie. — 1° Un pot de vaseline pour le nettoyage de la tête des enfants ;

2° Un hectolitre d'une solution de bichlorure de mercure au millième. Cette provision est colorée avec du bleu d'aniline. Elle sert au lavage des planchers, des éponges, etc., et accessoirement au nettoyage de la tête des enfants pouilleux ;

3° Une bonbonne d'environ cinquante litres de solution de thymol (acide thymique cristallisé) au millième. — Même usage que la précédente ;

4° Un flacon jaune renfermant une solution d'azotate d'argent à $\frac{1}{25}$ plus un litre d'eau salée et des pinceaux pour le traitement des conjonctivites au début ;

5° Une solution de borate de soude pour le muguet, affection rare chez nos enfants ;

6° Eau phéniquée à $\frac{2}{100}$ pour injections dans les oreilles atteintes de suppuration ;

7° Quelques grammes d'iodoforme et un rouleau de sparadrap à la glu de Beslier, pour les cas de plaies possibles ;

8° Un rouleau de pellicule Gecé à l'ichtyol pour le traitement par occlusion des plaques isolées d'eczéma impétigineux ;

9° Quelques bonnets de toile caoutchoutée ;

10° Un petit flacon d'une solution de biiodure de mercure à $\frac{1}{200}$ pour le traitement local de la perlèche ;

11° Quelques bandages compressifs de Beslier pour hernies ombilicales ;

12° De petites poires à injection en verre et caoutchouc, construite sur mes indications par MM. Galante, pour le lavage des yeux, des oreilles, et au besoin pour les lavements médicamenteux.

Toute provision inutile d'eau blanche, d'arnica, d'eau sédative, d'élixir de la Grande-Chartreuse, etc., est absolument interdite. — Pas d'ipéca, pas de santonine, ces deux derniers médicaments, d'un emploi absolument exceptionnel, ne devant être utilisés que sur ordonnance spéciale.

3° **Statistique.**

Sans tenir compte de l'année 1883, puisque l'inauguration a eu lieu seulement le 17 décembre de cette année, la statistique régulièrement faite porte sur les années 1884, 1885, 1886 et 1887.

En 1884, un certain nombre d'enfants inscrits n'ont pas été présentés du tout. Il n'en a pas été de même pour les années suivantes : tous les inscrits ont fait acte de présence.

En 1884, le nombre des enfants réellement reçus à la Nursery a été de 85.

En 1885, il a été de 102.

En 1886, de 85.

Et en 1887, de 89.

Le nombre total des journées a été de 6,266, 6,938, 6,094 et 7,547.

Il semblerait au premier abord que ces chiffres soient peu élevés, étant donné et les dimensions du local et l'importance de l'installation qui comporte 34 berceaux. En réalité, le résultat obtenu est encore un peu supérieur à la moyenne de ce qu'ont donné les autres Crèches et en particulier celles de Paris.

Si l'on prend, en effet, le total des inscriptions pour toutes les Crèches de Paris, pendant l'année 1887 par exemple, on peut constater qu'à 1,427 places correspondent 3,664 inscriptions soit pour 100 places 256 inscriptions, alors que nous en avons 262 pour 100.

Quant au nombre de journées de présence pour chaque enfant inscrit, il est chez nous de 85, alors que pour Paris l'ensemble des Crèches donne une moyenne de 74.

Gratuité. — J'ai recherché quelles causes paraissent influer sur ces résultats et je suis arrivé à constater ce fait difficile à expliquer au premier abord, que les Crèches payantes reçoivent beaucoup plus d'inscriptions, mais que le nombre des journées de présence pour chaque enfant est plus grand dans les Crèches gratuites.

Si nous prenons, en effet, toujours pour exemple l'année 1887, et sous ce rapport toutes les années se ressemblent, nous trouvons que l'ensemble des Crèches payantes de Paris donne pour 100 places un chiffre de 272 enfants, tandis que pour l'ensemble des Crèches gratuites ce chiffre n'est plus que de 155 enfants pour 100 places.

Si, d'autre part et pour la même année, nous prenons le nombre de journées de présence pour chaque enfant inscrit, le nombre se trouve être de 68 pour les Crèches payantes, de 143 pour les Crèches gratuites. Dans la banlieue de Paris, les résultats sont absolument les mêmes, ainsi qu'il est facile de le vérifier en consultant le tableau ci-joint :

Année 1887.

	Nombre de places.	Nombre d'enfants.	Nombre de journées.	Nombre d'enfants pour 100 places.	Nombre de journées par enfant.	Dépense totale.	Prix de revient de la journée.	OBSERVATIONS.
Ensemble des Crèches de la Seine...............	1.980	4.775	349.487	241	73	332.814	0 95	
Crèches payantes de Paris.	1.790	3.368	228.668	272	68	198.323	0 87	
Crèches gratuites de Paris.	190	296	42.332	155	143	41.004	0 97	A elle seule la Crèche de la Cie de l'Ouest a 186 journées par enfant.
Crèches municipales payantes de la banlieue de Paris...............	80	194	11.066	242	62	13.197	1 19	Il n'est fait mention dans ce tableau que des Crèches municipales pour la banlieue de Paris, parce que les deux seules Crèches gratuites sont municipales et que dans un tableau destiné à montrer surtout l'influence de la gratuité, il était bon de ne pas faire intervenir d'autres conditions de succès ou d'insuccès, la laïcité, par exemple.
Crèches municipales gratuites de la banlieue de Paris...............	55	111	9.352	201	84	10.524	1 12	
Nursery municipale gratuite de Grenoble	34	89	7.547	261	85	6.411	0 85	

Il me semble nettement résulter de la comparaison de ces chiffres que si l'on voulait obtenir d'une Crèche le maximum de services, il faudrait rejeter en principe la gratuité, mais l'établir en pratique quoique à titre d'exception mais très largement. La rétribution journalière doit être faible, 10 ou 15 centimes, par exemple.

Le public est ainsi fait qu'il ne veut pas plus accepter la gratuité en théorie que l'exactitude dans le paiement en pratique. En tenant compte de cette anomalie, je crois que les Crèches se peupleraient davantage, sans que leurs dépenses soient très sensiblement augmentées.

Dépense. — Il peut être intéressant de rechercher, à ce point de vue spécial de la dépense, quelle différence existe entre une Crèche livrée à ses propres ressources fournies par la charité privée et une institution comme la nôtre entièrement administrée comme les autres services municipaux.

Il semblerait *a priori* que ce dernier mode d'organisation, évidemment le plus simple, doive aussi être le plus coûteux : il n'en est rien, puisqu'en dépit de notre installation presque luxueuse, et bien que tout chez nous soit payé, sauf la journée de l'enfant, notre dépense s'élève pour l'ensemble des quatre années à 24.275 fr., pour 26,845 journées, soit à 90 centimes par journée.

Pour l'ensemble des Crèches de la Seine et pour les mêmes années, la dépense a été de 974,000 fr. environ pour 1,050,000 journées, soit 92 centimes par journée. Dans quelques Crèches, le chiffre de la dépense dépasse 1 fr. par journée ou 1 fr. 20 ou même davantage (Crèche municipale de Puteaux),

Je ferai remarquer en terminant que, la plupart des ouvrières de Grenoble travaillant chez elles, le nombre des femmes pour qui la présence d'un enfant devient un empêchement absolu au travail est dans notre ville assez limité. Dans ces conditions particulières, tous nos efforts ont eu pour but non point l'inscription d'un grand nombre d'enfants, encore moins l'encombrement de nos salles, mais bien plutôt l'instruction de la population ouvrière, victime irresponsable des préjugés les plus variés et les plus absurdes. — J'ai eu sous ce rapport, et surtout pour maintenir, soit la propreté, soit l'aération, bien des luttes à soutenir, j'en ai encore ; mais je suis heureux de pouvoir compter, pour les mener à bien, sur l'intérêt si bienveillant et si particulièrement éclairé que la municipalité porte à cette œuvre.

Je ne saurais terminer ce compte rendu sans rappeler ici la part considérable prise par M. Édouard Rey, ancien maire, soit dans l'organisation, soit dans le bon fonctionnement de la Nursery. Sans son énergique appui il m'eût été bien difficile de maintenir jusqu'à ce jour à cet établissement sa destination la plus utile, son but réel, qui est de lutter contre les préjugés et d'enseigner à une population quelque peu ignorante les vrais principes de l'hygiène infantile.

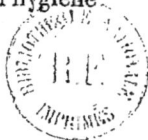

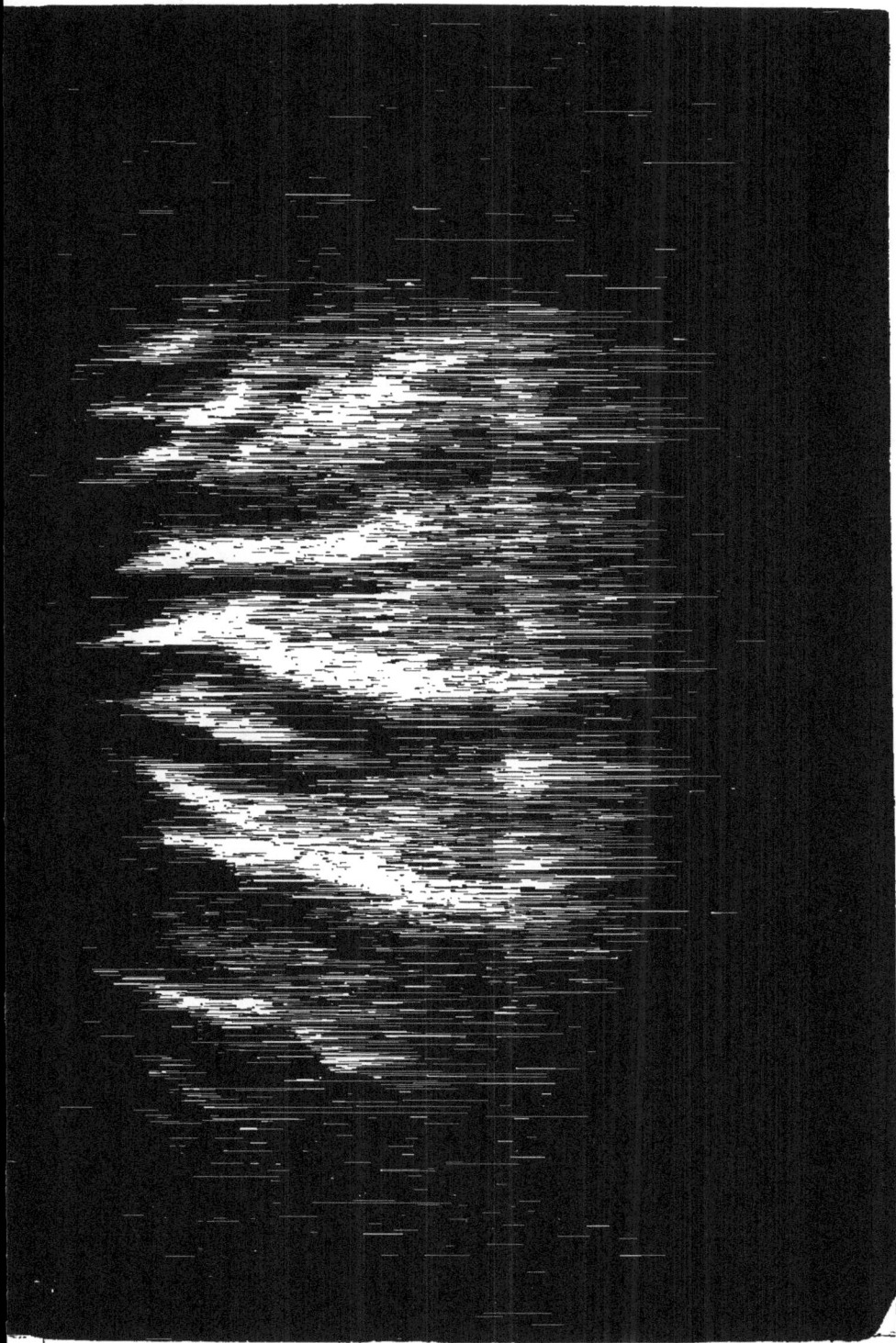